Naouel Guirat Dhouib
Olfa Hammami
Fathi Ben Abdallah

O Currículo Da Residência Em Pediatria

Naouel Guirat Dhouib
Olfa Hammami
Fathi Ben Abdallah

O Currículo Da Residência Em Pediatria

Inquérito Nacional Aos Professores E Residentes De Pediatria

ScienciaScripts

Imprint

Cover image: www.ingimage.com

This book is a translation from the original published under ISBN 978-620-6-72201-4.

Publisher:
Sciencia Scripts
is a trademark of
Dodo Books Indian Ocean Ltd. and OmniScriptum S.R.L publishing group

120 High Road, East Finchley, London, N2 9ED, United Kingdom
Str. Armeneasca 28/1, office 1, Chisinau MD-2012, Republic of Moldova, Europe
Printed at: see last page
ISBN: 978-620-8-14336-7

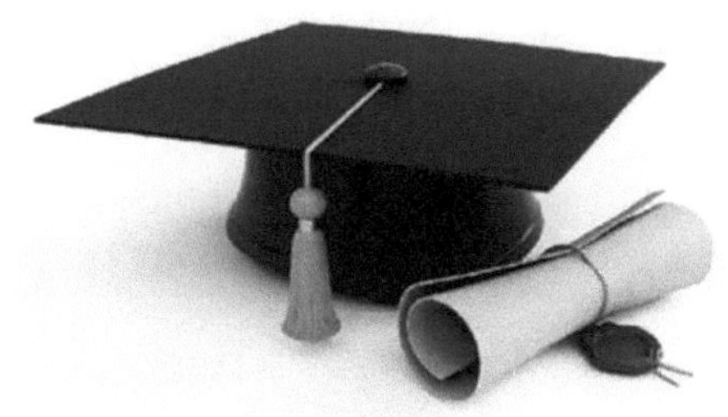

GOSTARIA DE AGRADECER A TODOS OS QUE CONTRIBUÍRAM PARA O DESENVOLVIMENTO DESTE TRABALHO

ÍNDICE

INTRODUÇÃO 3

POPULAÇÃO DO ESTUDO E MÉTODOS 4

RESULTADOS 6

DISCUSSÃO 24

CONCLUSÃO 35

REFERÊNCIAS 37

APÊNDICES 41

INTRODUÇÃO

A pediatria abrange o conjunto da medicina do recém-nascido, da criança e do adolescente, bem como um certo número de "subespecialidades". Implica processos manuais e a utilização de instrumentos. Por conseguinte, a sua aprendizagem exige o domínio de várias qualidades. O desenvolvimento de uma destreza manual perfeita e a imersão progressiva e estruturada dos residentes são, por conseguinte, indispensáveis para formar pediatras que respondam às necessidades do sistema de saúde atual. Os processos de ensino e de aprendizagem devem, por conseguinte, ser explícitos e previsíveis nos seus resultados.

Para melhorar um currículo que tem vindo a evoluir ao longo de décadas, os professores enfrentam um triplo desafio [1] :

- Concentrar a formação na aprendizagem de competências e não na mera transmissão de conhecimentos, quanto mais não seja porque os conhecimentos se multiplicam e evoluem constantemente e porque é necessário formar especialistas competentes que possam atuar eficazmente em todas as circunstâncias.
- Oferecer aos residentes oportunidades de aprendizagem que sejam tão relevantes quanto possível para a sua futura vida profissional.
- Oferecer a todos os residentes as mesmas oportunidades para garantir o princípio da qualidade e da segurança. equidade.

O objetivo deste estudo foi envolver professores e internos de pediatria numa experiência de avaliação da sua formação teórica e prática. Desta forma, procuraremos evidenciar as críticas, positivas e negativas, ao atual currículo e sugerir algumas pistas a explorar para melhorar alguns aspectos desta reforma do terceiro ciclo de estudos médicos em pediatria.

POPULAÇÃO E MÉTODOS DO ESTUDO

1. Apresentação do estudo

Trata-se de um estudo transversal e descritivo, realizado sob a forma de inquérito, entre residentes e professores de pediatria de hospitais universitários. Este estudo foi realizado entre 23 de novembro e 06 de dezembro de 2019.

1.1. Critérios de inclusão

Incluímos no estudo residentes de pediatria no seu 1ère 2ème 3ème e 4ème ano, que tinham completado os seus estudos médicos nas 4 faculdades de medicina tunisinas, e pediatras de hospitais universitários nas 4 faculdades de medicina (Tunis, Sousse, Monastir e Sfax).

1.2. Critérios de não inclusão

Não incluímos no nosso estudo residentes com menos de 6 meses de antiguidade. Antes de iniciar o questionário, o médico responsável pelo inquérito explicou o objetivo do estudo e esclareceu que o inquérito seria realizado de forma confidencial e anónima.

2. Descrição do questionário (apêndice 1)

A recolha de dados foi obtida através de um questionário eletrónico auto-administrado acessível online, criado com a aplicação Google Forms no site dedicado aos residentes de pediatria e enviado aos professores por correio eletrónico. Perante uma baixa taxa de resposta, o inquérito foi prosseguido solicitando aos participantes que não preencheram o questionário nos seus locais de prática, fornecendo-lhes o questionário em formato de papel. O tempo estimado necessário para preencher os questionários foi de 10 minutos.

Os itens foram agrupados em seis rubricas com 3 tipos de perguntas:

- perguntas fechadas, a maioria das quais exige que as respostas sejam assinaladas.

- perguntas com um julgamento

- perguntas abertas com respostas livres.

3. Estatísticas do estudo

Os dados foram introduzidos no Microsoft Office Excel© e analisados no SPSS© versão 19 Windows 7. As variáveis qualitativas foram expressas em frequências e as variáveis quantitativas em média ± desvio padrão, após verificação da normalidade da distribuição, ou em mediana e intervalo interquartil, caso não tenha sido verificada a normalidade da distribuição.O teste de Kolmogorov-Smirnov foi utilizado para verificar a normalidade da distribuição das variáveis quantitativas com efetivo ≥ 50.

RESULTADOS

1.Avaliação do currículo pediátrico pelos residentes

1.1.Caraterísticas dos residentes que responderam ao questionário

Durante o período do estudo, o número de residentes em pediatria foi de 168. Recebemos 50 respostas após os avisos, o que corresponde a uma taxa de resposta de 29,76%. A maioria dos participantes eram residentes no 1ère ano (32%), seguidos dos residentes no 3ème ano (30%) (Figura 1). A média de idades foi de 27 anos, com extremos entre os 26 e os 32 anos. Verificou-se um claro predomínio do sexo feminino, com 36 residentes do sexo feminino (72%) contra 14 (28%) do sexo masculino, o que corresponde a um rácio de 0,38. O rácio entre os sexos para todos os residentes em pediatria foi de 0,4.

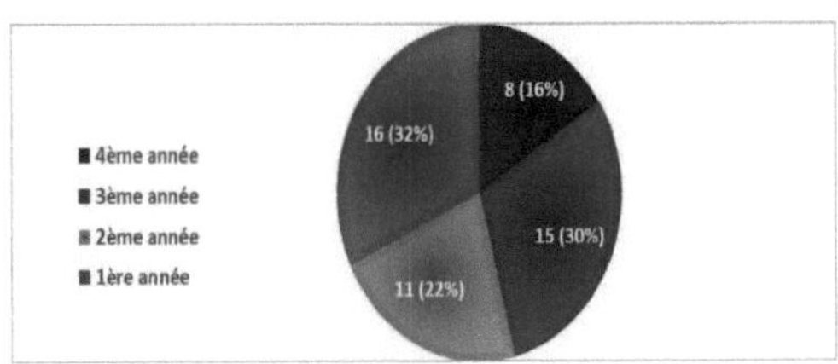

Figura 1: Repartição dos residentes por tempo de serviço.

1.2.Organização da formação

1.2.1.Perceção do papel dos residentes na formação

A maioria dos residentes sente que desempenha um papel ativo na sua própria vida. formação (Figura 2).

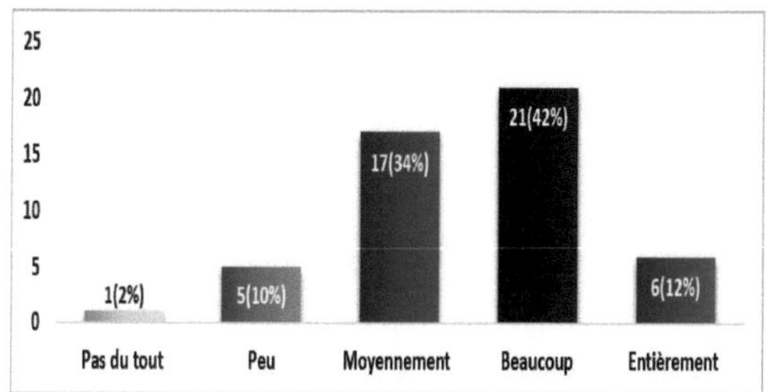

Figura 2: Distribuição dos residentes de acordo com a sua perceção do seu próprio papel na sua formação.

1.2.2. Recursos didácticos

As modalidades de aprendizagem são apresentadas na Figura 3. Cerca de 90% dos residentes referiram ter recebido palestras, 68% participaram em sessões de discussão de casos clínicos e 66% participaram noutras modalidades de aprendizagem, tendo 8% referido a simulação em manequim como modalidade de formação.

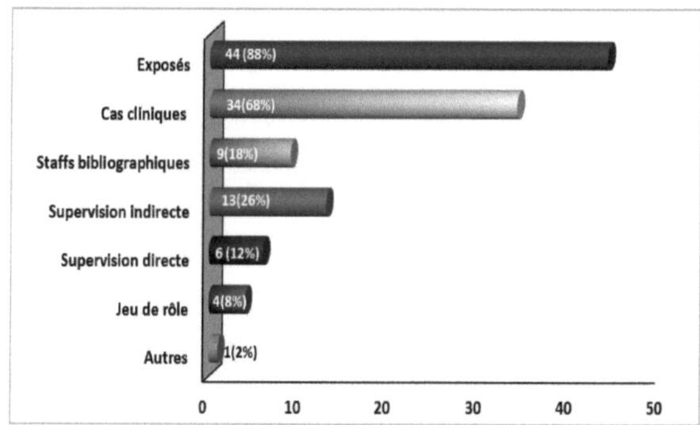

Figura 3: Distribuição dos residentes de acordo com os meios utilizados para a formação.

Todos os residentes tinham resumido uma situação clínica sob a forma de um resumo de observação clínica, mas apenas seis inquiridos (12%) tinham elaborado um relato de uma situação autêntica complexa (RSCA).

1.2.3. Perceção da qualidade do desenvolvimento de competências

A maioria dos residentes considerou que os comentários do professor tiveram um efeito positivo na progressão das suas competências ao longo da sua formação (Figura 4):

- demonstrando as carências de mais de metade dos residentes
- incentivar a análise das suas práticas
- motivá-los para a auto-formação

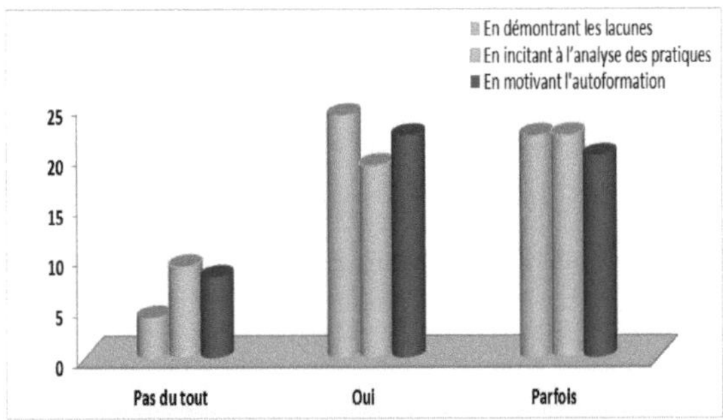

Figura 4: Distribuição dos residentes segundo o interesse nos comentários do professor para a sua formação.

1.3. Métodos de avaliação da aprendizagem

A atual avaliação do currículo de residência em pediatria envolve um exame nacional de fim de especialidade que consiste num exame oral e escrito. Mais de metade dos residentes concordaram com este método de avaliação (Figura 5).

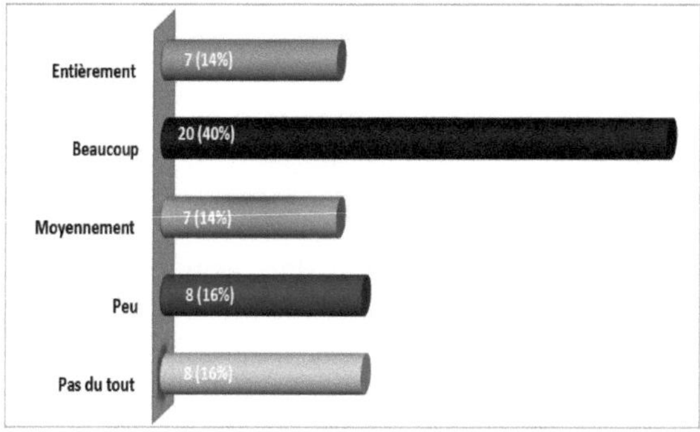

Figura 5: Distribuição dos residentes de acordo com o nível de concordância com a avaliação atual.

Vinte e seis por cento dos residentes inquiridos optaram por avaliações formativas e sumativas.

1.4. Tipo de prática desejada pelos residentes no final do seu currículo

1.4.1. Duração da formação

Relativamente à duração desejada para o seu curso de pós-graduação, a maioria dos residentes: 33 (66%) pretendem que a sua residência tenha a duração de 4 anos. Apenas 17 (34%) residentes eram a favor do alargamento da duração do internato de 4 para 5 anos. As razões apresentadas pelos residentes estão ilustradas na Figura 6.

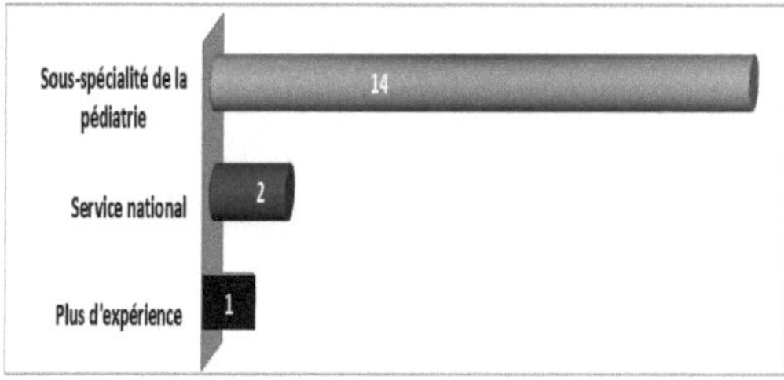

Figura 6: Distribuição dos residentes de acordo com os motivos invocados para prolongar a duração da sua residência.

1.4.2. Número de semestres obrigatórios

Quarenta e quatro residentes (88%) consideraram que um dos seis semestres obrigatórios da disciplina era adequado, enquanto apenas 6 residentes (12%) gostariam de ter mais um semestre obrigatório no seu currículo. O número de residentes que consideraram obrigatório dois semestres em neonatologia foi próximo dos que consideraram obrigatório um semestre, com percentagens respectivas de 51% e 49%.

1.4.3. Serviços especializados

Dos 35 (70%) internos que pretendiam um estágio especializado em pediatria no seu currículo, 13 (37,14%) solicitaram um estágio de 6 meses em cuidados intensivos pediátricos, 10 (28,57%) um estágio em pedopsiquiatria, 8 (22,85%) um estágio em neurologia pediátrica, 7 (20%) um estágio em cirurgia pediátrica, 4 (11,42%) um estágio em genética, pneumo-alergologia pediátrica e urgências pediátricas (figura 7). Uma minoria (15 residentes, ou seja, 30%) que participou no nosso inquérito não concorda com um estágio num serviço especializado.

1.4.4. Curso de formação avançada no estrangeiro

Dos residentes inquiridos, 73% consideram que a realização de um estágio no estrangeiro é uma experiência enriquecedora em todos os domínios e com grande impacto na formação pediátrica do residente, enquanto 20% consideram que este estágio se destina sobretudo aos residentes que pretendem seguir uma carreira em medicina hospitalar universitária. Na sua opinião, este estágio teria pouco interesse para os futuros pediatras que irão exercer pediatria geral. Os restantes 7% dos internos decidiram não efetuar um estágio no estrangeiro devido à falta de fundos e a constrangimentos familiares.

1.4.5. Orientação profissional

A opção de carreira mais atractiva era a carreira num hospital universitário para vinte e dois (44%) dos residentes, enquanto 22,4% consideravam uma carreira no sector privado e 16,8% tinham optado por uma carreira no estrangeiro. Para os restantes, 11,2% consideravam o sector público como a sua principal escolha, enquanto 5,6% ainda não tinham tomado uma decisão final sobre a sua carreira.

1.5. Avaliação global da formação

1.5.1. Teoria da formação

A avaliação dos residentes na formação teórica é apresentada na figura 8.

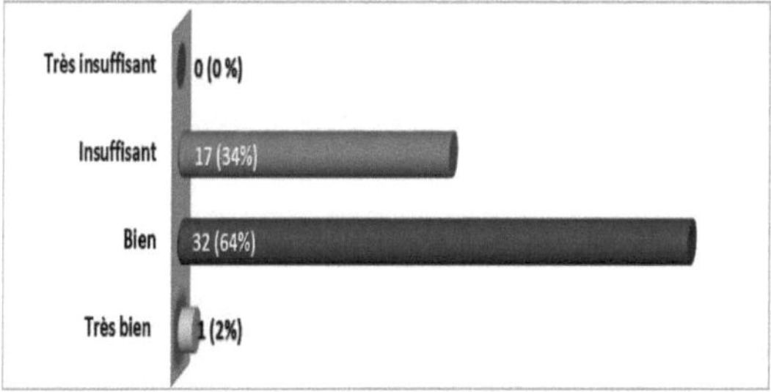

Figura 8: Distribuição dos residentes de acordo com a sua avaliação da formação teórica.

Dezassete por cento dos residentes de pediatria consideraram que não estavam satisfeitos com a sua evolução na formação teórica. Atribuíram este atraso a várias razões resumidas no Quadro I.

Tabela I: Constrangimentos à progressão na formação teórica segundo os residentes.

Razões para não avançar	Percentagem (%)
Cursos em falta	53,84
Restrições de tempo	15,38
Falta de apoio	15,38
Não existe um protocolo normalizado para as patologias atual	7,7
Falta de motivação	7,7

1.5.2. Formação

A maioria dos residentes está satisfeita com a qualidade da formação prática. A distribuição dos residentes de acordo com o seu nível de satisfação com a qualidade da formação prática é apresentada na Figura 9.

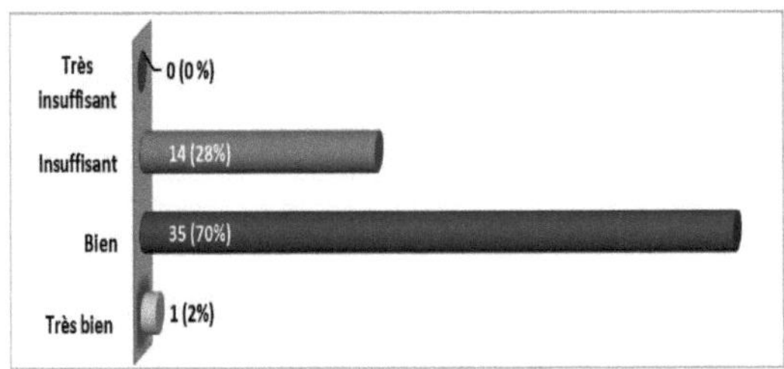

Figura 9: Distribuição dos residentes de acordo com a sua avaliação da formação prática.

Vinte e oito por cento não estavam satisfeitos com os seus progressos na formação prática. Atribuíram este atraso a várias razões, resumidas no Quadro II.

Quadro II: Constrangimentos à progressão na formação prática segundo os residentes.

Razões para não avançar	Percentagem (%)
Falta de controlo	33,33
Falta de autonomia	9,52
Restrições de tempo	9,52
Relação vertical entre residente e sénior	4,76

1.6. Principais dificuldades encontradas durante a formação

As dificuldades encontradas pelos internos de pediatria durante a sua estadia nas enfermarias são apresentadas no Quadro III. Os problemas mais frequentemente citados são a falta de reflexão crítica na formação (34 vezes), as dificuldades particulares de anunciar um diagnóstico grave a uma criança ou aos seus pais (20 vezes) e a educação da criança e da família num contexto de patologias crónicas ou raras (11 vezes).

Tabela III: Principais dificuldades encontradas durante o curso, de acordo com os residentes.

Tema	Tipo de formação	Deficiências	Número de citações
Actividades de aprendizagem	Coleção semiológica	Dados anamnésticos	7
	Raciocínio clínico para o diagnóstico Várias patologias	Supervisão	5
		Várias patologias	4
	Formulação a Resumo de observação médica	Restrições de tempo	7
		Supervisão	2
	Prescrição de medicamentos	Guia de medicamentos	7
Autonomia	Editorial a publicação	Autonomia	10
		Orientação	4
		Restrições de tempo	4
	Revisão de artigo médico	Crítica de reflexão em formação	34

Comunicação	Anúncio de um diagnóstico uma situação grave	Formação em comunicação	20
		Medo de reacções	6
		agressão	
	Educação infantil e a família	Difícil para certas patologias crónica ou rara	11
Decisão médica	Indicação a opinião especializado	Relação vertical residente sénior	4
Formação prática	Técnicas de gestos práticas	Restrições de tempo	8
		Motivação	3
		Sensação insegurança	2
		Formação em simulação	1

2.Avaliação do currículo pediátrico pelos professores

2.1.Caraterísticas dos professores que responderam ao questionário

Durante o período do estudo, o número de professores de pediatria era de 80. Recebemos 40 respostas após os avisos, o que corresponde a uma taxa de resposta de 50%. Os participantes tinham mais probabilidades de serem assistentes (37,5%), mas 92,5% dos inquiridos tinham pelo menos cinco anos de antiguidade na faculdade (Figuras 10 e 11). Verificou-se uma predominância de mulheres, com 30 mulheres (75%) em comparação com 10 homens (25%), o que corresponde a um rácio de 0,33 entre os sexos.

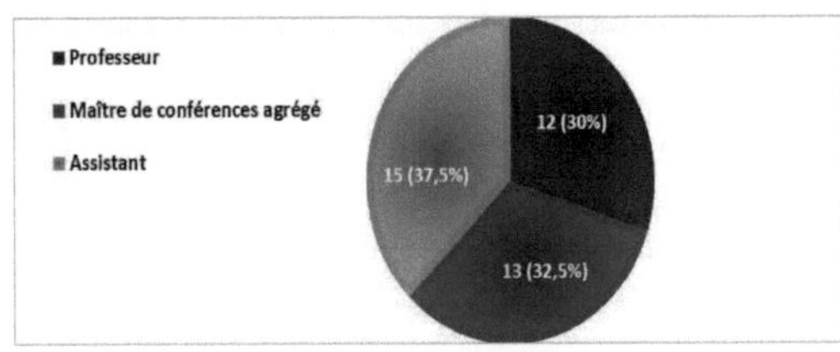

Figura 10: Distribuição dos professores que participaram no estudo por grau de ensino.

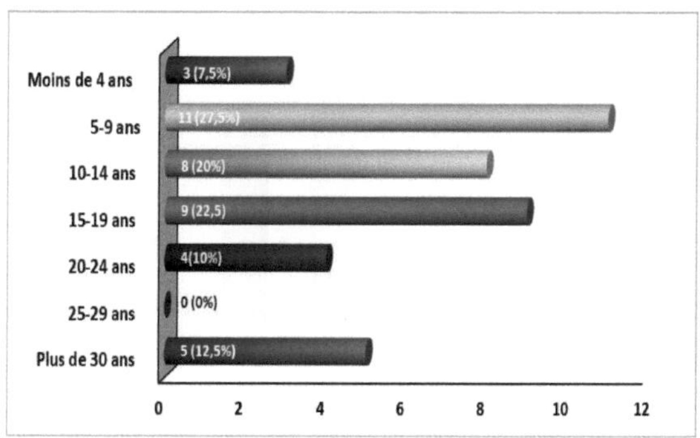

Figura 11: Distribuição dos professores que participaram no estudo de acordo com a antiguidade na faculdade.

2.2.Formação no estágio

2.2.1. Gestão

Trinta (75%) dos professores entrevistados eram supervisores. Destes, apenas três (10%) eram os únicos responsáveis pela supervisão dos residentes. A supervisão era voluntária para 34 (85%) professores e obrigatória para os restantes seis. O número de residentes por semestre e por departamento, bem como o número médio de horas semanais reservadas à supervisão, estão ilustrados nas Figuras 12 e 13, respetivamente.

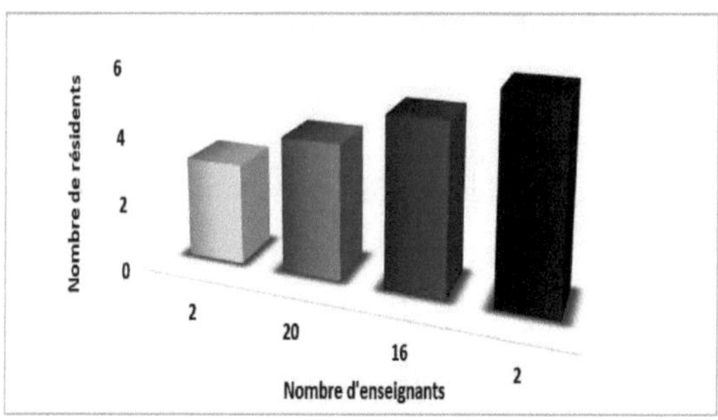

Figura 12: Distribuição dos professores de acordo com o número de residentes supervisionados por semestre.

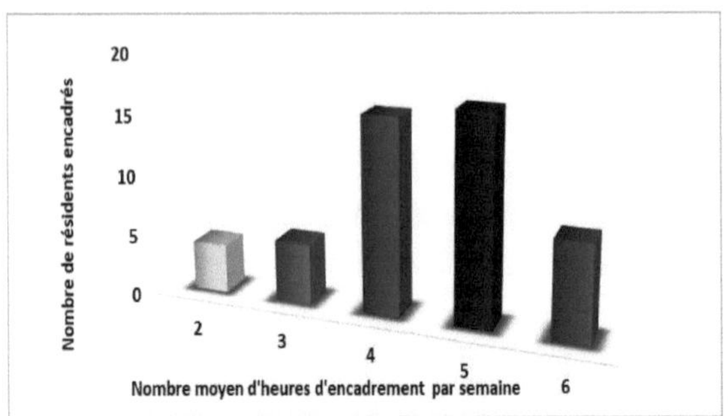

Figura 13: Repartição dos residentes supervisionados por número médio de horas de residentes por semana reservadas ao ensino.

2.2.2. Recursos de aprendizagem (Figura 14)

Trinta e dois professores (80%) utilizaram meios audiovisuais na sua formação. A maioria recorreu à apresentação de um caso (57,5%) ou a uma aula teórica (47,5%).

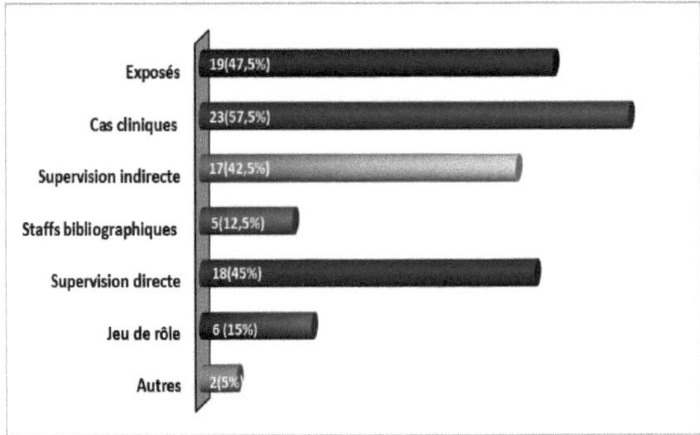

Figura 14: Distribuição dos professores de acordo com os recursos utilizados para a formação.

2.3. Métodos de avaliação da aprendizagem

Dos 40 professores inquiridos, 18 (45%) concordam com as modalidades de avaliação do programa de residência em pediatria, que se limitam a um exame de certificação no final do programa (Figura 15). No entanto, 16 professores (40%) consideram que a avaliação não deve continuar a limitar-se ao exame nacional de fim de especialidade. Para a maioria deles (13/16), deveria ser prevista uma avaliação formativa a meio do currículo, para além da avaliação final de certificação adoptada (Figura 16).

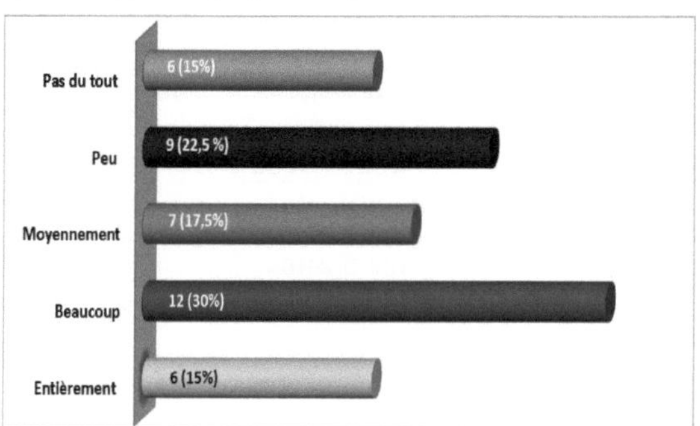

Figura 15: Distribuição dos professores por avaliação do atual currículo de residência em pediatria.

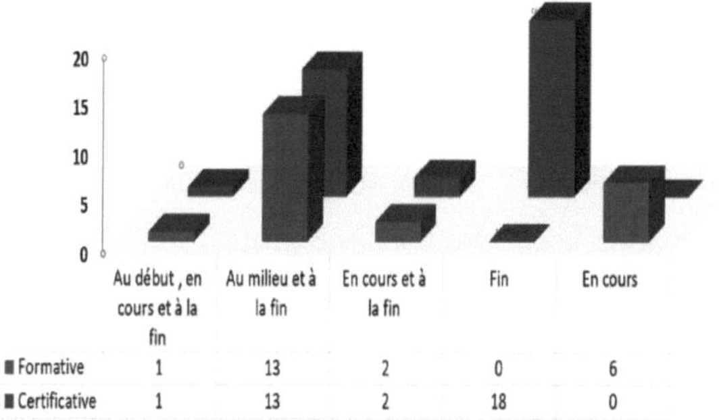

Figura 16: Distribuição dos professores por tipo de avaliação.

2.4.Preferências

2.4.1.Duração da formação

No que respeita à duração desejada para a reforma do internato de pediatria, 24 (60%) pretendem que o internato tenha uma duração de 4 anos. Por outro lado, 16 (40%) eram a favor do aumento da duração da residência de 4 para 5 anos.

As razões apresentadas pelos professores estão ilustradas nos Quadros IV e V, respetivamente.

Quadro IV: Razões invocadas para alargar o período de residência de 4 para 5 anos.

	Percentagem (%)
Especialidade geral que engloba várias subespecialidades	25
Ganhar mais experiência profissional	20
A pediatria envolve uma vasta gama de patologias	5

Quadro V: Razões invocadas para não alargar o período de residência de 4 para 5 anos.

	Percentagem (%)
Tempo suficiente para gerir as patologias pediátricas atual	35
O que conta é a qualidade do estágio e não a sua duração	5
Sobrecarga de serviço	5

2.4.2.Número de semestres obrigatórios

Vinte e cinco professores (62,5%) consideram que seis semestres obrigatórios na disciplina são adequados, enquanto apenas 6 professores (15%) gostariam de ver dois semestres obrigatórios adicionais no currículo de formação em pediatria (Fig. 17).

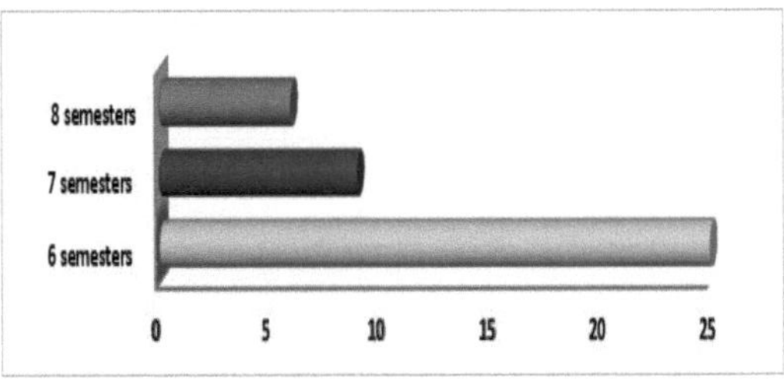

Figura 17: Distribuição dos professores de acordo com o número de semestres considerados obrigatórios.

O número de professores que consideraram suficientes dois semestres obrigatórios em neonatologia foi superior ao dos que consideraram suficiente um único semestre obrigatório, com percentagens respectivas de 57,5% e 42,5%.

2.4.3. Serviços especializados

Dos 26 (65%) professores que pretendiam um estágio especializado em pediatria, 21 (80,7%) propuseram um estágio de 6 meses em cuidados intensivos pediátricos, 16 (61,5%) um estágio em pedopsiquiatria e 10 (38,4%) um estágio em neurologia pediátrica e hematologia pediátrica. Outros serviços foram menos frequentemente propostos pelos professores. Alguns professores propuseram dois semestres obrigatórios nestes serviços (quadro VI).

Quadro VI: Distribuição dos estágios de acordo com as escolhas dos professores.

Departamento especializado	Um semestre	Dois semestres
Cuidados intensivos pediátricos	21	1
Hematologia pediátrica	10	0
Nefrologia pediátrica	9	0
Gastroenterologia pediátrica	8	1
Pneumo-alergologia pediátrica	8	1
Endocrinologia pediátrica	8	0
Oncologia pediátrica	3	1
Neurologia pediátrica	10	1
Reumatologia pediátrica	3	0
Emergências pediátricas	8	3
Cardiologia pediátrica	5	1
Psiquiatria infantil	16	0
Cirurgia pediátrica	8	0
Genética médica	2	0
Departamento de Doenças Metabólicas	4	0
Departamento de medicina de adultos	5	0

2.4.4. Curso de formação avançada no estrangeiro

Todos os professores concordaram com a utilidade potencial de um estágio no estrangeiro. Entre eles, 28% consideraram que um estágio no estrangeiro era uma experiência enriquecedora em todos os domínios, com um impacto benéfico na formação do residente. Dezasseis por cento consideram que este estágio se destina sobretudo aos residentes interessados numa carreira num hospital universitário. As vantagens de um estágio de formação avançada no estrangeiro, especificadas pelos professores, são apresentadas no quadro VII.

Quadro VII: Benefícios de um curso de formação avançada no estrangeiro, por tipo de professores da empresa.

	Percentagem (%)
Formação enriquecedora	38
Tornar a pediatria numa subespecialidade	21
Desenvolvimento de competências profissionais	14
Tirar o máximo partido da sua experiência profissional	12
Adquirir novos conhecimentos	6
Conhecimento de outras patologias	2
Dominar uma nova língua	2

2.5. Avaliação global da formação

2.5.1. Teoria da formação

Dos professores inquiridos, 85% estavam satisfeitos com a formação teórica (Figura 18).

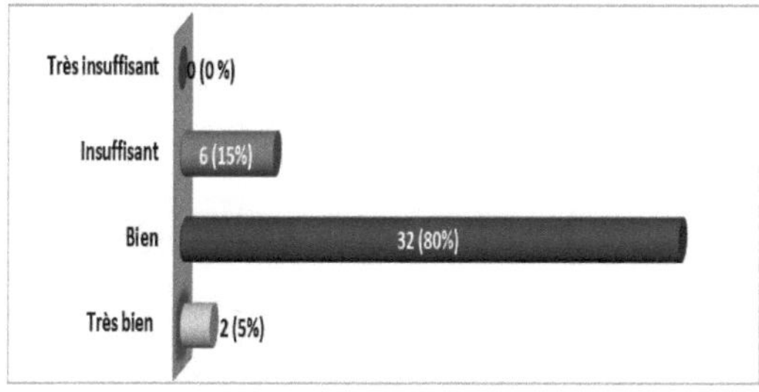

Figura 18: Distribuição dos professores por avaliação da formação teórico.

A avaliação das actividades de aprendizagem teórica pelos professores é ilustrada no Quadro VIII.

Quadro VIII: Avaliação das actividades de aprendizagem teórica pelos professores.

	Percentagem (%)
Os métodos utilizados favoreceram o processo apropriação de conhecimentos	82
Satisfação com a qualidade das apresentações teóricas	75,38
Satisfação com a qualidade dos casos clínicos	70,18
É preciso incentivar a auto-aprendizagem	25
É necessário incentivar o ensino à distância	9

2.5.2. Formação

A avaliação da formação prática efectuada pelos professores é resumida na figura seguinte. n° 19. A maioria dos professores (92,5%) está satisfeita com a sua formação prática.

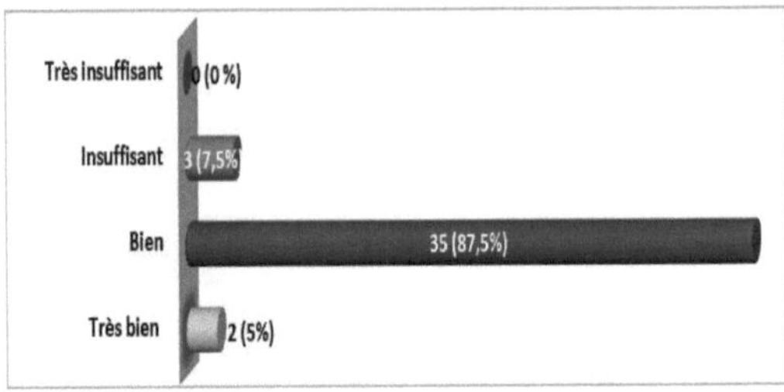

Figura 19: Distribuição dos professores de acordo com a sua avaliação da formação prática

As avaliações dos professores sobre as actividades práticas de aprendizagem e os seus obstáculos e limitações estão resumidas no Quadro IX.

Quadro IX: Avaliação das actividades práticas de aprendizagem pelos professores.

	Percentagem (%)
Falta de recursos para a prática	53,84
Satisfação com a qualidade da supervisão	15,38
Satisfação com a qualidade dos casos clínicos	15,38
A maior parte da avaliação deve ser prática	7,7
Falta de capacidade de comunicação e de relacionamento interpessoal	7,7

2.6.Pontos fortes e fracos do curso como supervisor

Os pontos fortes e fracos do programa relatados pelos professores em resposta às perguntas abertas são mostrados nas tabelas X e XI, respetivamente. Os pontos mais fortes citados foram: ajudar a motivar os residentes (42,5) e sentimentos de auto-eficácia (20%). Os comentários, limitações e sugestões dos professores foram os seguintes

- limitações de tempo

- falta de autonomia por parte dos residentes

- recursos logísticos insuficientes

- ambiente inadequado à formação

- organização por vezes difícil (falta de instalações, nem todos os residentes presentes, problemas técnicos com os recursos audiovisuais).

Quadro X: Distribuição dos professores de acordo com a sua avaliação dos pontos fortes da formação como supervisor.

	Número (%)
Motivar os residentes	17 (42,5)
Sentimento de auto-eficácia	8 (20)
Aprender a gerir o seu tempo de trabalho	5 (12,5)
Compreender as necessidades dos residentes	4 (10)
Desenvolvimento da autocrítica nos intercâmbios com os pares	2(5)
Desenvolvimento profissional	1 (2,5)
Criação de uma relação diádica residente-professor	1 (2,5)

Tabela XI: Distribuição dos professores de acordo com a sua avaliação dos pontos Fracos na formação como supervisor.

	Percentagem (%)
Restrições de tempo	64
Falta de autonomia por parte dos residentes	16
Recursos logísticos insuficientes	8
Ambiente inadequado	4
A organização da formação pode ser difícil	4

DISCUSSÃO

Na Tunísia, o currículo de formação dos residentes em pediatria baseia-se numa combinação de ensino teórico e, acima de tudo, num compromisso com os cuidados prestados aos doentes. No entanto, ainda não foi efectuada uma avaliação formal dos conhecimentos e das competências, e não é claro se os progressos durante a formação correspondem aos padrões educativos e às expectativas dos residentes e dos professores. A utilização de um questionário para o nosso estudo pareceu-nos ser a forma mais adequada de atingir os nossos objectivos. É também o método mais utilizado a nível mundial [2,3]. A grande vantagem do questionário é o facto de permitir a recolha de dados junto de um grande número de indivíduos a um custo relativamente baixo. Para alargar o âmbito de expressão dos inquiridos, optámos por perguntas fechadas de escolha múltipla, perguntas semi-abertas e perguntas abertas, em que o inquirido é livre de se exprimir e apresentar ideias em que não tínhamos pensado. No entanto, o tratamento de 90 respostas a uma pergunta aberta é extremamente difícil. O método de distribuição do questionário em papel no momento da escolha da vaga de estágio permitiu-nos chegar a um número significativo de residentes, em comparação com a distribuição inicial do questionário apenas através da Internet. Por outro lado, a distribuição do questionário durante os estágios (que foi o último recurso) foi desaconselhada porque a maioria dos internos, estando ocupados na altura, não tinha a concentração necessária para responder a um questionário. É também possível que tenha havido um viés de seleção, com a participação de residentes que se sentiram mais investidos na formação, e/ou os residentes mais insatisfeitos que quiseram dar a conhecer a sua opinião. A taxa de resposta ao questionário foi de 39,88% de todos os participantes incluídos no inquérito, o que representa uma baixa taxa de participação. No entanto, o facto de termos conseguido chegar a participantes das quatro faculdades de medicina tunisinas deu-nos uma ideia global do assunto, que poderá ser utilizada para orientar futuros programas de ensino ou investigação sobre o tema.

1. Avaliação do currículo pediátrico pelos residentes

Durante o período do estudo, o número de residentes em pediatria era de 168. Recebemos 50 respostas após os avisos, o que corresponde a uma taxa de resposta de 29,76%. Dos inquiridos, 23 (46%) eram residentes do terceiro e quarto anos. O rácio entre os sexos foi de 0,38. Este facto explica-se pela evolução demográfica qualitativa, que é a feminização constante da medicina e da pediatria [4]. Esta feminização foi observada num estudo americano de estudantes de medicina realizado em 2007 e num estudo canadiano de residentes de pediatria [5]. Os resultados do questionário que avalia a aquisição de conhecimentos mostram que a prática diária é considerada muito importante para a maioria dos residentes. O ensino teórico é tipicamente baseado em casos clínicos e palestras. Dos residentes inquiridos, apenas 8% afirmaram ter participado numa sessão de simulação num manequim como modalidade de formação. No entanto, a simulação em pediatria tem-se revelado um método de aprendizagem eficaz para a aquisição de conhecimentos e competências úteis para a prática clínica, permitindo consolidar os conhecimentos teóricos, desenvolver as competências técnicas e reforçar a interação entre os membros de uma equipa de saúde [6,7]. Esta ferramenta de ensino foi necessária por várias razões [8,9]:

- É uma ajuda para aprender a tomar decisões éticas

- Centra-se nos domínios do saber-fazer e das competências interpessoais

- Aumenta o desempenho do aprendente de "principiante" para "especialista".

nível "principiante" e depois "proficiente

- Melhora a memória dos dados teóricos.

- Tem um impacto positivo na segurança dos doentes.

Desde janeiro de 2009, a simulação é considerada um método de formação obrigatório para os procedimentos de urgência na América do Norte [10]. Em França, a simulação é agora reconhecida como um método de ensino oficial nos estudos de medicina e está incluída no novo ciclo de estudos de medicina de 3ème . e está previsto que os residentes de pediatria recebam formação em simulação ao longo dos seus estudos [11]. No nosso estudo, a maioria dos internos concordou com a avaliação atual, limitada ao exame nacional no final da especialidade e composta por uma prova oral e uma prova escrita. No entanto, 26% dos internos optaram por avaliações formativas e sumativas. Em França, a avaliação dos conhecimentos dos médicos internos é escassa: 84% não têm qualquer avaliação, enquanto 85% afirmaram que gostariam de a ver introduzida no seu currículo [12]. Durante a avaliação nacional realizada pelo inter syndicat national des résidents de France, 58% dos médicos internos declararam que não tinham sido avaliados quanto aos seus conhecimentos teóricos do currículo [12]. Esta avaliação de conhecimentos poderia assumir a forma de um exame anual sobre conhecimentos básicos de pediatria geral e neonatologia. A avaliação formativa promove tanto o processo de transmissão por parte do professor como o processo de aquisição de conteúdos de ensino por parte do aluno. Permite ao residente progredir na sua aprendizagem e obter um feedback frequente. O residente será assim informado dos seus pontos fortes e fracos, bem como dos seus progressos. De acordo com os resultados deste inquérito, a duração atual de quatro anos é suficiente para se tornar um pediatra especialista, segundo os residentes inquiridos. Recentemente, em França, a duração da formação dos estagiários em pediatria geral, que conduz a um diploma de especialista em pediatria, foi alargada para 5 anos, tendo em conta a diversidade da especialidade. Na Tunísia, o currículo da residência em pediatria tem a duração de 4 anos (8 semestres), na sequência da reforma do terceiro ciclo, com um mínimo de 5 semestres obrigatórios em pediatria, 2 semestres obrigatórios em neonatologia e um semestre opcional entre as seguintes especialidades: cirurgia pediátrica ou genética ou imagiologia médica ou pediatria ou neuropediatria ou pedopsiquiatria. No nosso estudo, 82,84% dos inquiridos estavam convencidos da utilidade de uma opção, que para a maioria dos residentes seria a pedopsiquiatria. Esta escolha pode ser explicada pelo aumento das urgências psiquiátricas em crianças que não são tratadas pelos serviços de urgência pediátrica. De facto, até hoje, a hospitalização em pediatria é determinada por indicações somáticas [13]. De acordo com outros estudos, a escolha de carreira mais comum foi um curso hospitalar universitário (44%) [12,14]. De acordo com um estudo francês recente de 1215 residentes de pediatria, 39% planeavam trabalhar num hospital, 33% numa combinação de prática privada e trabalho hospitalar, 14% num hospital universitário, 5% em prática privada, 1% em pediatria comunitária, 1% noutras actividades (medicina humanitária, no estrangeiro) e 8% noutros domínios (por exemplo, pediatria). De acordo com o mesmo estudo, o ensino teórico da pediatria foi considerado insuficientemente adaptado para 24% dos internos e parcialmente adaptado para 48. As razões mais comuns apontadas para este facto foram a falta de formação em pediatria geral, as limitações de tempo e a falta de apoio. Os principais pontos referidos nos comentários foram a falta de formação em pediatria geral, as limitações de tempo e a falta de apoio. Outros referiram a necessidade de utilizar métodos de ensino à distância, como o e-learning ou a videoconferência, e o desejo de um ensino mais prático com recurso a manequins de alta fidelidade [12]. Na nossa série, o ensino teórico em pediatria pareceu insuficientemente adaptado para 34% dos residentes e bem adaptado para 64%. Mais de metade dos médicos residentes (53,84%) não são favoráveis aos cursos em linha. Na Tunísia, embora o acesso à Internet esteja a melhorar, as infra-estruturas são ainda insuficientes para permitir uma utilização generalizada do e-Learning. Este acesso caracteriza-se por grandes variações entre regiões. Em França, os cinco temas considerados mais importantes e para os quais a formação teórica foi considerada mais insuficiente pelos residentes de pediatria foram: o desenvolvimento da criança; a fisiologia dos bebés, das crianças e dos adolescentes; a formação em comunicação médico-doente; o direito médico; e a instalação na cidade com gestão da prática [12]. Noventa e três por cento dos residentes de pediatria consideraram que seria útil ter um ensino progressivo à medida que avançavam na sua residência. No que diz respeito à formação em investigação científica, 39% dos inquiridos classificaram-na como moderadamente importante e insuficientemente desenvolvida durante os seus estudos, e 32% como muito importante e insuficientemente desenvolvida. Um estudo que analisou o nível de publicação das teses dos internos de pediatria em França mostrou que 27,9% destas teses foram publicadas numa revista referenciada na Medline [15]. A Société Française de Pédiatrie declarou recentemente que a formação em investigação dos jovens pediatras era uma das suas prioridades [16]. A investigação permite revitalizar as especialidades médicas e contribuir para uma melhor compreensão da medicina [12]. Para a maioria dos participantes no nosso estudo, a formação prática é muito importante, tendo sido considerada adequada por 72% e insuficiente por 28% dos participantes. dos residentes. As razões para a insatisfação dos residentes com a sua formação foram principalmente a falta de supervisão (33,33%), a falta de autonomia e as limitações de tempo (9,52%) e a relação vertical residente-sénior (4,76%). Os estágios hospitalares proporcionam a oportunidade de serem confrontados com situações clínicas reais e autênticas, permitindo uma introdução à resolução de problemas, elemento fundamental no desenvolvimento de competências profissionais [17]. O excesso de tarefas hospitalares é um fator limitativo, assim como a falta de planeamento da aprendizagem, nomeadamente a ausência de objectivos explícitos pré-definidos [18]. As principais dificuldades encontradas pelos residentes de pediatria durante o seu tempo nas enfermarias foram a falta de reflexão crítica na formação (citada 34 vezes), as dificuldades particulares de anunciar um diagnóstico grave a uma criança ou aos seus pais (citada 20 vezes) e a educação da criança e da família num contexto de patologias crónicas ou raras (citada 11 vezes). Jamjoom et al hierarquizaram as dificuldades sentidas pelos residentes e classificaram-nas da seguinte forma: peso da tarefa, quantidade de conhecimentos a adquirir, ambiguidade de papéis, ansiedade de desempenho, competição com os pares, sentir-se sobrecarregado pela tarefa, falta de sono, tempo limitado para a vida pessoal e lazer e falta de apoio [19-21]. Por outro lado, outras dificuldades são citadas com menos frequência na literatura: o stress ligado à supervisão e à avaliação, o confronto com os próprios limites, a adaptação a mudanças frequentes de contexto, poucas opções de escolha e a culpa por fazer outra coisa que não medicina [22].

2. Avaliação do currículo pediátrico pelos professores

Durante o período do estudo, o número de professores de pediatria era de 80. Recebemos 40 respostas após os avisos, o que corresponde a uma taxa de resposta de 50%. A maioria dos participantes eram assistentes de ensino, e mais de dois terços dos inquiridos (70%) eram assistentes de ensino e professores associados. 92,5% dos inquiridos tinham pelo menos cinco anos de antiguidade no seu grau. Trinta (75%) dos professores inquiridos eram supervisores, dos quais apenas três (10%) eram os únicos responsáveis pela supervisão dos residentes. A maioria dos professores (34 (85%)) optou por supervisionar os seus residentes, enquanto seis outros foram obrigados a fazê-lo. De acordo com os resultados deste inquérito, a maioria dos supervisores eram assistentes. Trinta e dois professores (80%) utilizaram meios audiovisuais na sua formação. A maioria utilizou uma apresentação baseada em casos (57,5%) ou uma apresentação teórica (47,5%). Por definição, um meio audiovisual é uma base, um suporte ou um apoio para métodos auditivos e visuais, o que o torna um aliado ideal no ensino [23]. Estes meios multiplicam-se, evoluem e modernizam-se. Mais de metade dos professores preferiu a aprendizagem baseada em casos, o que reflecte a sua orientação para métodos de ensino activos. As vantagens da utilização do vídeo no ensino da odontopediatria, por exemplo, são: atratividade, descoberta da realidade clínica, modernização da aprendizagem, aprendizagem modular, acessibilidade e contextualização dos conhecimentos [24]. No entanto, a produção de material didático multimédia pode ter várias desvantagens: a complexidade da produção; é necessário equipamento profissional para produzir vídeos de boa qualidade (uma câmara, um microfone, um suporte, software de edição, etc.); o custo da produção; o tempo dispendido; o difícil acesso para alguns alunos que podem não ter acesso à Internet ou que não têm um suporte para reproduzir os vídeos (computadores portáteis, por exemplo) e a passividade da audiência se os vídeos não forem interactivos [25]. Relativamente à avaliação do currículo pediátrico pelos professores, 16 professores (40%) consideram que a avaliação já não deve limitar-se ao exame nacional de fim de especialidade. Na sua opinião, a avaliação formativa a meio do currículo teria um impacto positivo na qualidade da formação. Propõem que o exame seja efectuado pela Sociedade Tunisina de Pediatria, segundo o mesmo modelo que o American Board of Pediatrics dos Estados Unidos e do Canadá: um exame de 3 horas, baseado em computador, com cerca de 150 perguntas de escolha múltipla [26]. O ponto forte desta avaliação é o facto de ser simultaneamente certificadora e formativa:

- Certificativa, porque o teste reflecte os conhecimentos do residente, que pode comparar os seus resultados com os dos seus pares de forma anónima.
- Formativa, porque a avaliação destaca os pontos fracos que os residentes precisam de trabalhar para melhorar a sua pontuação no ano seguinte. Por último, permite-lhes avaliar os seus progressos durante a sua residência.

No que diz respeito à duração desejada para a reforma do internato de pediatria, 24 professores (60%) pretendem que o internato tenha uma duração de 4 anos. Por outro lado, 16 (40%) eram a favor do alargamento da duração da residência de 4 para 5 anos. Na Europa, a formação especializada em pediatria não é uniforme, com períodos de residência que variam de 4 a 8 anos [27]. Alguns países, nomeadamente o Reino Unido, desenvolveram um quadro de referência profissional pormenorizado que define os conhecimentos e as competências a adquirir durante o internato pediátrico [28]. Em França, a formação em pediatria geral tem atualmente uma duração de 5 anos. Esta formação conduz a um diploma de especialista em pediatria. Uma formação complementar de 1 a 3 anos é facultativa, consoante a subespecialidade escolhida [29]. A especialidade de pediatria tem vindo a tornar-se cada vez mais complexa e diversificada, e as numerosas subespecializações exigem competências específicas. Ao mesmo tempo que a especialidade evolui, a profissão médica teve de se adaptar para responder às crescentes exigências de resultados e de qualidade feitas pelos doentes e pelas autoridades públicas. O alargamento do Diploma de Especialização em Pediatria para 5 anos permitirá responder melhor às necessidades actuais de formação, desenvolver um certo número de especialidades pediátricas através de uma opção ou de uma formação especializada interdisciplinar e formalizar de forma permanente a possibilidade de realizar um estágio em ambulatório [30].

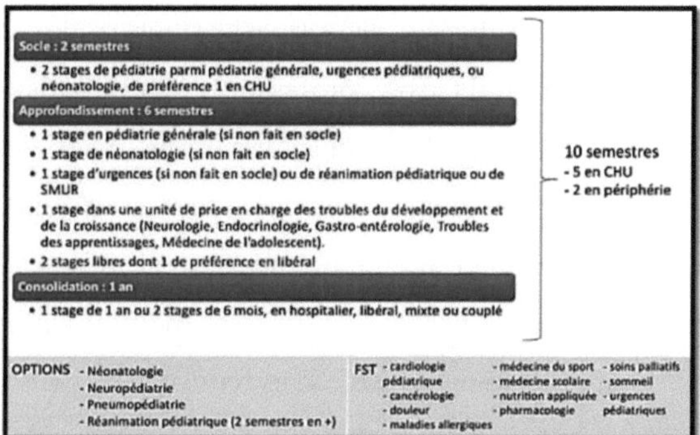

Figura 20: Organização geral do diploma de especialista em pediatria em França [29].

Dos 26 (65%) professores que pretendiam um estágio especializado em pediatria no seu currículo, 21 (80,7%) propuseram um estágio de 6 meses em cuidados intensivos pediátricos. De acordo com o Collège national français des pédiatres universitaires, o conteúdo da residência pediátrica está organizado em 8 estágios, cada um com a duração de um semestre, 3 dos quais são obrigatórios (pediatria geral, neonatologia e cuidados intensivos ou urgência) e 2 dos quais devem ser efectuados em contextos não universitários [31].

Atualmente, na Tunísia, os estágios no estrangeiro são facultativos, dependendo do desejo e da motivação do residente. A maioria dos professores entrevistados está convencida da utilidade potencial de um período de formação no estrangeiro. Entre os professores, 28% dos inquiridos consideram que um estágio no estrangeiro é uma experiência enriquecedora em todos os domínios, com um impacto importante na formação pediátrica do residente. A introdução de um estágio no estrangeiro em centros de referência como parte integrante do currículo, através de parcerias com outros programas de residência de renome mundial, pode também ser uma boa solução a curto prazo. Esta experiência permitiria aos residentes beneficiar de outros métodos de formação e abrir-se a outras perspectivas, bem como apreciar as vantagens da formação tunisina. Este inquérito inicial sobre a avaliação da formação teórica dos professores de pediatria mostrou que a maioria dos professores estava satisfeita com a sua formação teórica. No entanto, 15% consideraram-na insuficiente. Na nossa opinião, a formação teórica pode ser ministrada através de uma plataforma de ensino à distância. O e-learning é um modelo de formação baseado no princípio da interação entre tutores e pares e, por isso, permite aplicar as teorias socioconstrutivistas da psicologia da educação baseadas no princípio da tutoria. As interações entre tutor e aprendente são o fator determinante da qualidade e da eficácia da aprendizagem, o que contribui para manter os aprendentes motivados. O e-learning pode ser particularmente útil para os residentes de estabelecimentos distantes dos centros de formação ou que frequentam cursos de opção noutras especialidades. No que diz respeito aos meios de comunicação em e-learning, o fórum de comunicação é considerado uma das melhores ferramentas para o trabalho colaborativo à distância [32, 33]. Uma vez que a maioria dos residentes tem receio de ser questionada individualmente durante uma aula, uma ideia interessante é questioná-los coletivamente utilizando caixas de resposta. Se não houver uma caixa de respostas e houver uma rede wifi, os residentes podem responder na Internet a partir dos seus smartphones. A reavaliação no final do curso permite ao professor assegurar-se de que as suas mensagens foram transmitidas e dá ao residente uma primeira oportunidade de se testar, com todas as vantagens apresentadas na primeira parte da avaliação repetida. A Société Française de Médecine d'Urgence (Sociedade Francesa de Medicina de Urgência) já efectua vídeos de formação. Em pediatria, o vídeo validado pela Société Française de Pédiatrie sobre a gestão da paragem cardíaca em crianças foi visto mais de 250.000 vezes desde que foi colocado online em 2013, com eficácia comprovada na melhoria das competências dos estudantes hospitalares [34]. A Sociedade Tunisina de Pediatria deve promover a produção de vídeos educativos. Para a maioria dos participantes no nosso estudo, a formação prática é de grande importância. Foi adequada para 87,5% e inadequada para 7,5 dos professores. Mais de metade (53,84%) dos professores estavam convencidos de que havia falta de recursos para a prática, enquanto 7,7% consideravam que as competências interpessoais e de comunicação eram insuficientes. O feedback pós-formação forneceu sugestões construtivas e destacou os pontos fortes e as áreas a melhorar. Foi certamente uma faísca que abriu a porta ao pensamento reflexivo dos professores. Através de perguntas abertas, recolhemos os vários comentários e sugestões feitos pelos professores. Os comentários variavam entre elogios e críticas construtivas. Foi difícil analisar os 40 comentários e sugestões dos professores que responderam a esta pergunta. Os pontos fortes desta formação mais referidos foram: o incentivo à motivação dos residentes (42,5%), o sentimento de auto-eficácia (20%), a aprendizagem da gestão do tempo de trabalho (12,5%) e o conhecimento das necessidades dos residentes (10%). Entre os pontos fracos da formação que devem ser melhorados: os constrangimentos de tempo (64%), a falta de autonomia dos residentes (16%), os recursos logísticos insuficientes (8%), o ambiente inadequado e as dificuldades de organização (4%). A formação fora do campus é uma solução rentável que permite ganhar tempo e contribui para alargar e melhorar a qualidade dos sistemas educativos.

Por último, o nosso estudo tem algumas limitações:

• um viés de seleção, uma vez que a taxa de participação foi de apenas 29,76%; uma melhor taxa de resposta teria reduzido este viés e produzido resultados mais representativos.

• utilizámos apenas um instrumento de avaliação (o questionário). A vantagem deste método é que é simples, fácil de utilizar e anónimo. As suas limitações são o facto de ser uma técnica fechada e não interactiva. Numa fase posterior, a utilização de outros instrumentos de avaliação, como os grupos de discussão, deverá permitir-nos identificar e avaliar melhor outros factores expressos e sentidos.

CONCLUSÃO

Neste trabalho, identificámos as necessidades e a avaliação da formação teórica e prática em pediatria com base nas opiniões dos professores e dos residentes de pediatria. Tratou-se de um estudo transversal, realizado através de um inquérito por questionário. O questionário abordou os seguintes temas

- organização da formação

- actividades de aprendizagem

- como a aprendizagem é avaliada

- avaliação global do curso

Durante o período de estudo, recebemos 50 respostas de residentes e 40 de professores, o que corresponde a uma taxa de participação de 29,76% e 50%, respetivamente. As mulheres predominaram, com uma relação de género de 0,38 para os residentes e 0,33 para os professores. Trinta e dois professores (80%) utilizaram meios audiovisuais na sua formação. Cerca de 90% dos residentes afirmaram ter recebido aulas teóricas, 68% participaram em sessões de discussão de casos clínicos e 66% participaram noutras modalidades de aprendizagem, incluindo 8% que referiram a simulação em manequim como modalidade de formação. No entanto, 26% dos residentes inquiridos optaram por avaliações formativas e sumativas e 40% dos professores propuseram uma avaliação intercalar e uma avaliação de fim de curso.

Os resultados do questionário de avaliação da aquisição de conhecimentos mostram que a prática diária é considerada muito importante para a maioria dos residentes. O ensino teórico é tipicamente baseado em casos clínicos e palestras. O ensino teórico em pediatria parece estar insuficientemente adaptado para 34% dos residentes e bem adaptado para 64%. Apenas 8% dos residentes afirmaram ter participado numa sessão de simulação num manequim no âmbito da sua formação. Foi considerada adequada para 72% dos residentes e 88% dos insuficiente para 28% dos residentes e 7,5% dos professores. As razões para a insatisfação dos residentes com a sua formação foram principalmente a falta de supervisão (33,33%), a falta de autonomia e a pressão do tempo (9,52%). Mais de metade dos professores estavam convencidos de que havia falta de recursos para a prática. Da análise dos nossos resultados, surgiram várias pistas de ação interessantes para melhorar certos aspectos desta reforma do terceiro ciclo de estudos médicos em pediatria. Assim, parece-nos que vale a pena :

- utilizar estratégias de ensino activas para melhorar a motivação dos residentes. A pedagogia ativa coloca o aluno no centro do sistema de aprendizagem, atribuindo-lhe uma série de responsabilidades que o capacitam e aumentam a sua motivação e envolvimento ativo na sua aprendizagem;
- incentivar a utilização de novas tecnologias digitais no ensino. A utilização da tecnologia digital torna os alunos mais autónomos, receptivos e interessados, o que constitui uma fonte adicional de motivação.
- Salvaguardar o tempo necessário para a formação teórica ;
- organizar o ensino com base num quadro de referência profissional que inclua os conhecimentos teóricos necessários à prática da pediatria, mas também os conhecimentos necessários à prática da medicina no seu conjunto (ética, direito médico, etc.). O nosso estudo reflectiria as necessidades dos alunos e dos professores e poderia, por conseguinte, representar um dos recursos necessários para desenvolver este sistema de referência;
- integrar técnicas de ensino inovadoras com uma atividade clínica sustentada no terreno;
- estabelecer uma avaliação formativa e certificadora da aprendizagem;
- promover as actividades pedagógicas dos médicos que ensinam.

REFERÊNCIAS

1. Roegiers XE. Pédagogie de l'intégration. Bruxelas: De Boeck Université, 2000.

2. Gangloff-Ziegler C, Ben Abid-Zarrouk S. Evaluation des enseignements et des formations par les étudiants et construction d'un questionnaire de satisfaction. Actes du congrès de l'Actualité de la recherche en éducation et en formation (AREF), Université de Genève, septembre 2010.

3. Detroz, P. Evaluation de la qualité des enseignements: de la contrainte administrative à l'amélioration des pratiques, Freiburg. 2007: Centro de Didática Universitária, Universidade de Friburgo.

4. Mulheres Presidentes da Associação de Presidentes de Departamentos de Pediatria de Faculdades de Medicina. Mulheres em pediatria: Recomendações para o futuro. Pediatrics 2007;119:1000-5.

5. St-Laurent Gangon T, Dural RC, Lippe J, Cóté-Bioleau T. As mulheres em pediatria: A experiência no Quebeque. CMAJ 1993; 148(5): 773-8.

6. Bullock A, Webb K. Technology in postgraduate medical education: a dynamic influence on learning? Postgrad Med J 2015;91:646-50.

7. Cheng A, Lang TR, Starr SR, Pusic M, Cook DA. Simulação aprimorada por tecnologia e educação pediátrica: uma meta-análise. Pediatria 2014;133 (5):e1313-23. doi: 10.1542/peds.2013-2139.

8. Oriot D, Boureau-Voultoury A., Ghazali A, Brèque C, Scépi M. O interesse da simulação em pediatria. Arch Pediatr 2013; 20(6): 667-72.

9. Dreyfus SE. O modelo de cinco fases da aquisição de competências por adultos. Bull Sci Technol Soc 2004; 24 (3), 177-81.

10. Forbes J. HR 855-A bill to amend the Public Health Service Act to authorize medical simulation enhancement programs and for other purposes. Disponível na Internet: URL: https:// www.gpo.gov/fdsys/pkg/BILLS-111hr855ih/pdf/BILLS-111hr 855ih.pdf.

11. Guillois B, Bellot A. Ensino da saúde em pediatria baseado na simulação. Perfectionnement en Pédiatrie 2020 ;3 (2):196-204.
12. Girard B, Bendavid M, Faivre JC, Salleron J, Debillon T, Claris O, Chabrol B, Scweitzer C, Gajdos V O ensino teórico do Diplôme d'études spécialisées de pédiatrie em França: avaliação nacional pelos internos. Arch Pediatr 2017 ; 24 :728-36.
13. Charfi F, Harbaoui A, Skhiri A, Abbès Z, et al. Perfil epidemiológico e clínico das tentativas de suicídio entre crianças e adolescentes na Tunísia pós-revolução. Pan Afr Med J. 2019; 32: 204.
14. Mahmoudi A, Noomen F, Nasr M, Zouari K, Hamdi A. Avaliação da formação de residentes de cirurgia geral e digestiva na Tunísia. Pan Afr Med J 2015; 21: 328.
15. Fabre A. Publicação de teses de prática pediátrica. Arch Pediatr 2015;22:802-6.
16. Claris O, Chabrol B. Trabalho de investigação durante o internato de pediatria: aprender a
publicar mais cedo. Arch Pediatr 2015;22:799- 801.
17. Langevin S, Hivon R. En quoi l'externat ne s'acquitte-t-il pas adéquatement de son mandat pédagogique? Um estudo qualitativo baseado numa revisão sistemática da literatura. Pédagogie médicale 2007; 1: 7-23.
18. Bungener M, Demagny L, Holtedahl KA, Letourmy A. La prise en charge du cancer : quel partage des rôles entre médecine générale et médecine spécialisée ? Pratiques et Organisation des Soins 2009; 3 (40); 191-6.
19. Jamjoom RS, Park YS. Avaliação do burnout de residentes pediátricos em um centro acadêmico terciário. Saudi Med J2018; 39(3):296-300. https://doi.org/10.15537/smj.2018.3.22328
20. Dyrbye LN, Thomas MR, Huschka MM, et al. A multicenter study of burnout, depression, and quality of life in minority and nonminority US medical students. Mayo Clin Proc. 2006;81:1435-42.

21. Gribben JL, Kase SM, Waldman ED, Weintraub AS. Uma análise transversal da fadiga da compaixão, esgotamento e satisfação da compaixão em médicos pediátricos de cuidados críticos nos Estados Unidos.Pediatr Crit Care Med 2019; 20 (3): 213-22.

22. Boulé R, Girard G. Residência em medicina familiar: problemas e soluções. Can Fam Physician 2003; 49:472-82.

23. Chávez V, Turalba R-AN, Malik S. Teaching public health through a pedagogy of collegiality, Am J Pub Health 2006; 96: 1175-80.

24. Disponível em: http://www.creerunoutil.be/- Fiche-11-Avantages-et-

25. Martin W. Criação de meios audiovisuais em odontopediatria - 2018 - hal.archives- ouvertes.fr

26. Exame de formação em pediatria geral. Am Board Pediatr. https://www.abp.org/

27. Pettoello-Mantovani M, Ehrich J, Romondia A, et al. Diversidade e diferenças da formação pós-graduada em pediatria geral e de subespecialidade na União Europeia. J Pediatr 2014;165(2):424-6.

28. Royal College of Paediatrics and Child Health. Curriculum for paediatric training general paediatrics. https://www.gmc-uk.org/-/media/documents/april-2015-general- paediatrics-curriculum_pdf-60877537.

29. Despacho de 13 de fevereiro de 2020 que altera o despacho de 21 de abril de 2017 relativo aos modelos de conhecimentos, competências e formação dos diplomas de estudos especializados e que fixa a lista destes diplomas, bem como as opções e os percursos de formação especializada interdisciplinar do terceiro ciclo de estudos médicos. JORF n.º. 0066 de 17 de março de 2020. https://www.legifrance.gouv.fr/jorf/id/JORFTEXT000041728662.

30. Chabrol B. Porque é que o pediatra da cidade não vai desaparecer. Réal Ped 2018 ;221 :41-2.

31. Bacquet M, Bendavid M, Foucambert H, Girard B et al: Reforma do modelo de diploma

d'études spécialisées de pédiatrie : vision des juniors. Arch Pediatr 2016; 23: 784-6.

32. Hollander JE, Carr BG. Virtualmente perfeito? Telemedicina para a Covid-19. N Engl J Med. 2020;382:1679-81.

33. Ting DSW, Carin L, Dzau V, Wong TY. Tecnologia digital e COVID-19. Nat Med. 2020;26:459-61.

34. Drummond D, Arnaud C, Thouvenin G, et al. Um curso pedagógico inovador que combina vídeo e simulação para ensinar estudantes de medicina sobre paragem cardiorrespiratória pediátrica: um estudo prospetivo controlado. Eur J Pediatr 2016;175: 767-74

APÊNDICES

Avaliação do currículo pediátrico pelos residentes

1/ Antiguidade no grau de residência

- 1ère ano

- 2ème ano

- 3ème ano

-4èm e a n o

2/ Indique a sua idade ? 3/ Sexo

Masculino

Feminino

4/ Sente que tem um papel ativo na sua formação pediátrica?

	De modo algum	Pouco	Médio	Muitos	Inteira mente
Nível de concordância					

5/ Que métodos de aprendizagem experimentou durante a sua residência?

PALESTRAS (apresentação teórica por um professor) ESTUDO DE CASO (discussão de um caso clínico) Quadros bibliográficos

Supervisão direta (presença constante do professor que supervisiona os residentes, dando-lhes instruções diretas e verificando a execução das tarefas).

Supervisão indireta (sem a presença constante do professor-supervisor)

Jogo de papéis (encenação de uma situação problemática envolvendo personagens com um determinado papel, sob a supervisão de um facilitador)

Outros (especificar)

6/ Escreveu relatos autênticos de situações complexas?

Sim

Não

7/ Recebe feedback do seu mentor sobre as suas reflexões?

Sistematicamente

Por vezes

Nunca

8/ Considera que os comentários do seu tutor o ajudam a progredir na sua formação?

	De modo algum	Sim	Por vezes
Mostrando-vos o que vos falta			
Incentivando-o a analisar as suas práticas			
Motivando-o para a auto-formação			

9/ Qual é a sua opinião sobre o sistema de avaliação atual: um único exame no final do curso?

	De modo algum	Pouco	Médio	Muitos	Inteiramente
Nível de concordância					

Se não estiver satisfeito, dê sugestões de melhoria

10/ Que dificuldades encontra no final do seu curso (para os residentes do 4º ano)?

11/ Concorda que a duração da residência pediátrica deve ser alargada de 4 para 5 anos?

Sim Não Especificar porquê

12/ Quantos semestres obrigatórios em serviços de pediatria estão a propor?

6 semestres 7 **semestres8** semestres

13/ Quantos semestres de serviços de neonatologia são necessários?

semestres

14/ Concordaria com um estágio num serviço especializado em pediatria?

Sim Não

Em caso afirmativo, por quanto tempo1 semestresemestres

15/ Quais dos seguintes serviços especializados lhe seriam úteis?

Cuidados intensivos pediátricosSim Não 1 semestre 2 semestres

Hematologia pediátricaSim Não 1 semestre 2 semestres

Nefrologia pediátrica Sim Não 1 semestre 2 semestres Gastroenterologia pediátrica Sim Não 1 semestre 2 semestres Pneumo-alergologia pediátrica Sim Não 1 semestre 2 semestres Endocrinologia pediátrica Sim Não 1 semestre 2 semestres

Oncologia pediátricaSim Não 1 semestre 2 semestres

Neurologia pediátricaSim Não 1 semestre 2 semestres

Reumatologia pediátricaSim Não 1 semestre 2 semestres

Emergências pediátricasSim Não 1 semestre 2 semestres

Doenças metabólicasSim Não 1 semestre 2 semestres

Cardiologia pediátricaSim Não 1 semestre 2 semestres

PedopsiquiatriaSim Não 1 semestre 2 semestres

Cirurgia pediátricaSim Não 1 semestre 2 semestres

Outros (especificar)

16/ Gostaria de efetuar um estágio hospitalar no estrangeiro?

Sim

Não

Porquê ou porque não?

17/ Gostaria de continuar a trabalhar num hospital universitário?

Sim Não

Em caso afirmativo, que subespecialidade gostaria de seguir?

Especificar

Se não, o que é que se pode fazer a partir daqui?

Especificar

18/ De um modo geral, como classificaria a formação teórica em pediatria? Por favor, selecione APENAS UMA

Muito bom

Ótimo

Insuficiente

Muito insuficiente Especificar porquê

19/ Em termos gerais, como classificaria a formação prática em pediatria? Por favor, selecione APENAS UMA resposta

Muito bom

Ótimo

Insuficiente

Muito insuficiente Especificar porquê

20/ Quais são as insuficiências da sua formação atual?

Coleção semiológica?

Em caso afirmativo, especificar para que queixas? Em caso afirmativo, especificar em que contextos?

Fundamentação clínica do diagnósticoEm caso afirmativo, especificar para que queixas?

Em caso afirmativo, especificar em que contextos?

Formulação de um resumo de uma observação médicaEm caso afirmativo, especificar para que queixas?

Em caso afirmativo, especificar em que contextos?

Medicamentos sujeitos a receita médica? Em caso afirmativo, especificar para que queixas? Em caso afirmativo, especificar em que contextos?

Anúncio de um diagnóstico aos pais e à criança: Em caso afirmativo, especificar qual(ais)?

Educação das crianças e da famíliaEm caso afirmativo, especificar para que queixas? Em caso afirmativo, especificar em que contextos?

Indicação de aconselhamento especializadoEm caso afirmativo, especificar porquê

Revisão de um artigo médico

Redigir uma publicação

Competências técnicas:Em caso afirmativo, quais?

Pressão de tempo Em caso afirmativo, explicar

Outros (especificar)

Avaliação do currículo pediátrico pelos professores

1/ Qual é o seu título?

Professor

Professor Associado

Assistente

2/ Género

Homens

Mulher

3/ Há quanto tempo está na Faculdade?

Mais de 30 anos

25-29 anos

20-24 anos de idade

15-19 anos

10-14 anos

5-9 anos

Menos de 4 anos

4/ É um moldureiro?

Sim Não

Em caso afirmativo

4.1.É a única pessoa responsável por cuidar do residente?

Sim Não

4.2.Como é que se tornou mentor (escolha ou formação obrigatória)?

Escolha

Imposta

Formação

4.3.Quantos residentes supervisiona de seis em seis meses?

4.4.Qual é o número médio de horas por semana reservadas ao pessoal de supervisão?

4.5.Quais são os aspectos mais difíceis do seu trabalho como técnico de caixilharia? Por favor, explique.

4.6.Existe na empresa algum documento ou material audiovisual que possa facilitar a supervisão do estagiário?

4.7.Está dispensado de algumas das suas funções para supervisionar o residente?

4.8.Pessoalmente, o que é que ganha em ser um moldureiro?

5/ Que métodos de aprendizagem utiliza em contexto de estágio?

Apresentações

Casos clínicos

Supervisão indireta

Pessoal bibliográfico

Jogo de interpretação de papéis

Outros (especificar)

6/ Qual é a sua opinião sobre o sistema de avaliação atual: um único exame no final do curso?

	De modo algum	Pouco	Médio	Muitos	Inteiramente
Nível de concordância					

Sugerir melhorias

7/ Que sugestões daria para melhorar a supervisão dos estagiários? 8/ Qual é a sua opinião sobre o atual sistema de avaliação: um único exame no final do curso?

	De modo algum	Pouco	Médio	Muitos	Inteiramente
Nível de concordância					

Sugerir melhorias

9/ Qual é a sua opinião sobre o alargamento da duração da residência pediátrica de 4 para 5 anos?

	De modo algum	Inteiramente
Nível de concordância		

Especificar porquê

10/ Quantos semestres obrigatórios em serviços de pediatria estão a propor?

6 semestres D 7semestres D 8 semestresD

11/ Quantos semestres obrigatórios propõe para os serviços de neonatologia?

1 semestre D 2 semestresD

12 Concordaria com um estágio num serviço especializado em pediatria?

Sim D Não D

Em caso afirmativo, por quanto tempo? 1 semestre D 2 semestres D

13/ Quais dos seguintes serviços especializados consideraria úteis?

Cuidados intensivos pediátricos	Sim Não	1 semestre 2 semestres
Hematologia pediátrica	Sim Não	1 semestre 2 semestres
Nefrologia pediátrica	Sim Não	1 semestre 2 semestres
Gastroenterologia pediátrica	Sim Não	1 semestre 2 semestres
Pneumo-alergologia pediátrica	Sim Não	1 semestre 2 semestres
Endocrinologia pediátrica	Sim Não	1 semestre 2 semestres
Oncologia pediátrica	Sim Não	1 semestre 2 semestres
Neurologia pediátrica	Sim Não	1 semestre 2 semestres
Reumatologia pediátrica	Sim Não	1 semestre 2 semestres
Emergências pediátricas	Sim Não	1 semestre 2 semestres
Doenças metabólicas	Sim Não	1 semestre 2 semestres
Cardiologia pediátrica	Sim Não	1 semestre 2 semestres
Psiquiatria infantil	Sim Não	1 semestre 2 semestres
Cirurgia pediátrica	Sim Não	1 semestre 2 semestres
Outros (especificar) Serviço de medicina de adultos Sim D Não		

14/ Qual é a sua opinião sobre os cursos de formação para residentes no estrangeiro?

Sim

Não

Porquê ou porque não?

15/ De um modo geral, como avalia a formação teórica em pediatria?

Por favor, selecione APENAS uma resposta

Muito bom

Ótimo

Insuficiente

Muito insuficiente Especificar porquê

16/ Em geral, como avalia a formação prática em pediatria?

Por favor, selecione APENAS uma resposta

Muito bom

Ótimo

Insuficiente

Muito insuficiente Especificar porquê

17/ Quais são os pontos fortes e fracos da sua formação como supervisor?

RESUMO

Objectivos

Envolver os professores de pediatria e os residentes numa experiência de avaliação da sua formação teórica e prática e procurar evidenciar as críticas, positivas ou negativas, ao currículo atual, a fim de melhorar certos aspectos desta reforma do terceiro ciclo de estudos médicos em pediatria.

População e métodos do estudo

Realizámos um estudo transversal e descritivo sob a forma de um inquérito a residentes e professores de pediatria de hospitais universitários. Incluímos residentes de pediatria no seu 1ère 2ème 3ème e 4ème ano, que tinham completado os seus estudos médicos nas 4 faculdades de medicina tunisinas, e pediatras de hospitais universitários das 4 faculdades de medicina.

Resultados

Durante o período de estudo, recebemos 50 respostas de residentes e 40 respostas de professores, o que representa uma taxa de participação de 29,76% e 50%, respetivamente.

%. As mulheres predominam, com um rácio entre os sexos de 0,38 para os residentes e 0,33 para os professores. Trinta e dois professores (80%) utilizaram meios audiovisuais na sua formação. Cerca de 90% dos residentes afirmaram ter recebido palestras, 68% participaram em sessões de discussão de casos clínicos e 66% participaram noutras modalidades de aprendizagem, 8% dos quais referiram a simulação em manequim como modalidade de formação. A maioria dos participantes concordou com o atual método de avaliação de fim de especialidade. No entanto, 26% dos residentes inquiridos optaram por avaliações formativas e sumativas e 40% dos professores propuseram uma avaliação a meio e no final do curso. Os resultados do questionário de avaliação da aquisição de conhecimentos mostram que a prática diária é considerada muito importante para a maioria dos residentes. O

ensino teórico é tipicamente baseado em casos clínicos e palestras. O ensino teórico em pediatria parece estar insuficientemente adaptado para 34% dos residentes e bem adaptado para 64%. Para a maioria dos participantes no nosso estudo, a formação prática é de grande importância. Foi considerada adequada por 72% dos residentes e 88% dos professores, e inadequada por 28% dos residentes e 7,5% dos professores. As razões para a insatisfação dos residentes com a sua formação foram principalmente a falta de supervisão (33,33%), a falta de autonomia e as limitações de tempo (9,52%). Mais de metade dos professores estavam convencidos de que havia falta de recursos para a prática.

Conclusão

De um modo geral, os médicos internos e os professores tendem a concordar com as actuais modalidades de aprendizagem e avaliação do currículo pediátrico. No entanto, o nosso estudo demonstrou que o rápido desenvolvimento das tecnologias digitais criou a necessidade de integrar técnicas de ensino inovadoras com uma atividade clínica sustentada no terreno. Isto abre perspectivas de ação pedagógica para melhorar a qualidade da formação dos residentes de pediatria.

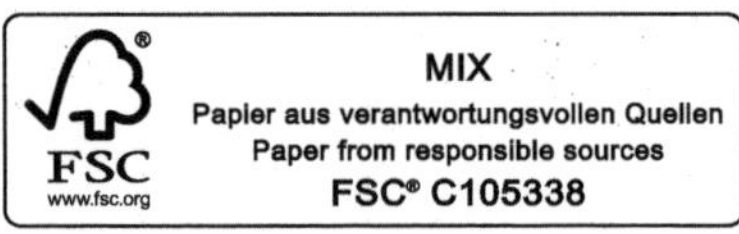

Printed by Books on Demand GmbH, Norderstedt / Germany